ÉPANCHEMENT TRAUMATIQUE

DE SÉROSITÉ

LEÇON DE CLINIQUE CHIRURGICALE

FAITE A L'HÔTEL-DIEU SAINT-ÉLOI DE MONTPELLIER

(CLINIQUE CHIRURGICALE)

PAR

Le Dr J. GRYNFELTT

Professeur-Agrégé à la Faculté de médecine,
Chargé provisoirement du Cours.

Recueillie par MM. Ossian-G. EDWARDS et Jules GERMAIN,
Élèves du service.

126

MONTPELLIER

TYPOGRAPHIE ET LITHOGRAPHIE DE BOEHM & FILS
Place de l'Observatoire.

1875

ÉPANCHEMENT TRAUMATIQUE

DE SÉROSITÉ

LEÇON DE CLINIQUE CHIRURGICALE

FAITE À L'HÔTEL-DIEU SAINT-ÉLOI DE MONTPELLIER

(CLINIQUE CHIRURGICALE)

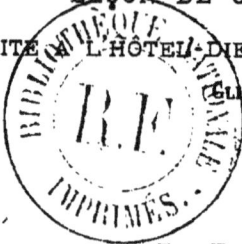

PAR

Le Dr J. GRYNFELTT

Professeur-Agrégé à la Faculté de médecine,
Chargé provisoirement du Cours.

Recueillie par MM. Ossian-G. EDWARDS et Jules GERMAIN,

Élèves du service.

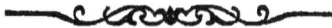

MONTPELLIER

TYPOGRAPHIE ET LITHOGRAPHIE DE BOEHM & FILS
Place de l'Observatoire.

1875

Épanchement Traumatique de Sérosité[1].

MESSIEURS,

Je veux consacrer la leçon d'aujourd'hui à l'étude du malade qui occupe le lit n° 11 de la salle Lallemand, et que vous avez ici présent. Ce n'est pas que l'état de ce jeune homme soit grave ; mais la lésion qu'il présente est assez rare, et je tiens à vous la signaler, afin de vous en faciliter le diagnostic pour le cas où plus tard vous viendriez à la rencontrer dans votre pratique.

Avant que Morel-Lavallée eût écrit son Mémoire sur les *Épanchements traumatiques de sérosité*, inséré dans les *Archives générales de médecine* de 1853, les erreurs de diagnostic en pareille occurrence étaient fréquentes, et lui-même se trompa dans un cas sinon semblable, au moins très-analogue à celui que vous avez sous les yeux. Cette erreur fut le point de départ de ses études.

Notre malade est un jeune soldat de 22 ans, appartenant au 8ᵉ régiment de chasseurs à cheval. Pas de mala-

[1] Extrait des *Leçons de Clinique chirurgicale* du Dʳ Grynfeltt, recueillies et publiées par MM. Ossian, G. Edwards et Jules Germain. 1 vol in-8° pour paraître prochainement. — (13ᵉ Leçon.)

2

dies antérieures. Au reste, s'il en avait eu, elles ne pour-
raient avoir aucune influence sur l'état actuel.

Le 20 avril dernier, il était au manége faisant l'exercice
du cheval. Ayant piqué sa monture de l'éperon, celle-ci
s'emporta, le désarçonna et le jeta à terre. Il tomba très-
probablement sur le dos et un peu sur le côté gauche. Je
dis très-probablement, parce qu'il m'a été impossible d'ob-
tenir sur ce point une explication nette et précise de ce
malade, dont l'intelligence, vous le savez, est assez obtuse.
Quoi qu'il en soit, la région sacro-lombaire et la fesse
gauche ont eu à souffrir de cette chute, puisqu'elles sont
le siége, l'une d'une tuméfaction et l'autre d'une ecchymose assez étendues, sur lesquelles je vais fixer votre
attention.

Au moment de sa chute, le malade ne ressentit pour
ainsi dire aucune douleur ; il se releva, se remit en selle
et put continuer l'exercice. Ce ne fut que quatre jours
après qu'il éprouva quelques douleurs dans la région
sacro-lombaire, et qu'il lui fut difficile, sinon impossible,
de porter le tronc en avant pour se courber dans ce sens.
A ce moment aussi avait apparu, vers le haut de la fesse
gauche, une ecchymose assez étendue, et au bas du dos
une tuméfaction que je vais vous décrire. — Le malade
entra alors seulement à l'infirmerie, d'où il nous fut
envoyé le 1er mai.

Lors de son entrée à l'hôpital, nous avons constaté
l'ecchymose de la région fessière gauche dont je viens
de vous parler, et que vous voyez encore. Elle siégeait au
niveau et en dehors de l'articulation sacro-coxale, et
recouvrait aussi la partie la plus reculée de la crête iliaque

correspondante. Elle était tout à fait sous-cutanée, de forme irrégulière, moindre en étendue que la superficie de la main qu'elle a à peu près aujourd'hui 11 mai, vingt-deuxième jour de l'accident. Elle était également à cette époque plus accusée, plus foncée en couleur. Vous la voyez aujourd'hui d'un vert jaunâtre clair, tandis qu'elle était franchement bleuâtre le jour où nous avons examiné le malade pour la première fois. C'est que, à cette date, l'extravasat sanguin n'avait pas encore subi la diffusion et les phénomènes de décomposition et de résorption qui s'opèrent d'ordinaire en pareil cas.

Vous savez en effet, Messieurs, qu'après toute extravasation de sang dans le tissu cellulaire, ce liquide tend à se répandre plus ou moins au loin suivant la laxité plus ou moins grande du tissu qu'il imbibe, et qu'en même temps ses globules se dissocient, se désagrégent, se réduisent en molécules de plus en plus ténues, pour être enfin ultérieurement résorbés. Vous savez également que la matière colorante de ces globules, l'hématine, subit une série de métamorphoses qui la transforment, en fin de compte, en hématoïdine, qui donne aux tissus sa coloration jaunâtre.

En même temps que nous observions cette ecchymose, nous constations dans la région sacro-lombaire une tuméfaction qui s'étendait du point le plus élevé de la crête iliaque d'un côté au point correspondant du côté opposé ; et dans le sens vertical, de l'apophyse épineuse de la troisième vertèbre lombaire au milieu de la crête sacrée. Cette tumeur, aplatie, avait à son centre 4 ou 5 cent. de hauteur environ, autant qu'on pouvait en juger par la dépressibilité dont elle jouissait. De fait, elle était et est encore si molle, si dépressible, qu'on peut presque amener en contact son sommet et sa base.

Au reste, aucun changement de couleur à la peau, à peine un peu d'ecchymose vers le bord supérieur de cette tumeur, ecchymose se continuant par son extrémité gauche obliquement dirigée en bas, avec l'ecchymose de la fesse. Pas de chaleur locale.

A la palpation, cette tumeur donnait et donne encore la perception d'une fluctuation très-évidente ; c'est même plus que de la fluctuation, c'est une véritable ondulation. En appliquant une main sur l'un des côtés de cette intumescence et en percutant avec le médius de l'autre main sur le point diamétralement opposé, on sent un flot de liquide venir frapper la première main laissée en place. De tels caractères nous indiquent la présence, dans cette tumeur, d'une certaine quantité de liquide, et d'un liquide peu épais, très-mobile, sans mélange de concrétions intérieures. Au reste, pas de fièvre, ni gêne bien notable aujourd'hui dans la région lombaire.

Dans certains cas analogues à celui que vous avez là sous les yeux, cette ondulation est si accusée que le moindre mouvement du malade suffit pour la produire sans qu'aucune manœuvre exploratrice soit nécessaire pour lui donner naissance. La tumeur est alors tremblotante comme une vessie incomplétement remplie de liquide. Morel-Lavallée rapporte un cas où cette mobilité était telle qu'il suffisait de souffler sur la tumeur pour la mettre en mouvement.

Dès mon premier examen de ce malade, je formulai le

diagnostic : épanchement traumatique de sérosité. Mais j'avoue, Messieurs, que si je n'avais pas été prévenu de la possibilité d'un tel épanchement, je me serais trompé comme beaucoup d'autres en pareille occurrence, comme Morel-Lavallée lui-même, qui, en présence du malade qui fait l'objet de sa première observation, n'hésita pas à diagnostiquer un épanchement de sang.

Je vous l'ai dit en commençant cette Conférence, les épanchements traumatiques de sérosité sont rares, et jamais encore il ne m'avait été donné d'en observer. Tout d'abord, *à parte*, en examinant le malade, et avant d'être complétement renseigné, je me demandais s'il n'y avait pas chez lui quelque fracture de l'extrémité inférieure du rachis avec épanchement du liquide céphalo-rachidien ; mais l'absence de troubles, soit du mouvement, soit de la sensibilité dans les membres inférieurs, me détourna de suite de cette idée. Aussitôt après l'accident, cet homme avait pu marcher, se remettre en selle et continuer l'exercice du cheval. Je ne pouvais donc qu'admettre l'existence d'un épanchement traumatique de sang ou de sérosité.

Si nous avions eu affaire à un épanchement sanguin, nous aurions remarqué sur la tumeur même, au moins quand le malade est entré dans nos salles, une teinte ecchymotique plus ou moins accusée, tandis que nous avons vu l'ecchymose exister seulement sur la fesse. Du reste, quand un épanchement de sang se fait au-dessous de la peau et qu'il tarde à se résorber, il donne ordinairement lieu à une tumeur beaucoup moins franchement fluctuante. Elle est plus consistante, comme pâteuse , surtout à sa périphérie, et cela, à cause de coagula plus ou moins volumineux qui se forment au sein du liquide, et plus particulièrement sur les bords de la bosse sanguine. Jamais ces tumeurs ne sont aussi mobiles, aussi ondulantes que celle que vous avez sous les yeux. A la pression, on perçoit cette crépitation sanguine dont j'ai déjà eu l'occasion de vous parler, et vous vous souvenez très-certainement des différences que je vous ai signalées entre cette crépitation, la crépitation osseuse et la crépitation fine de l'emphysème traumatique dont vous avez pu observer un beau specimen sur le malade couché au n° 5 de la salle Saint-Éloi et atteint de fracture comminutive avec plaie de la jambe droite. Tandis que cette dernière rappelle tout à fait celle que donne le poumon pressé entre les doigts, la crépitation sanguine, moins rude que la crépitation osseuse, donne une sensation analogue à celle qu'on éprouve quand on écrase dans la main des grains d'amidon ou des fragments de neige.

Chez notre malade actuel, la tumeur, sans changement de couleur à sa surface, n'offre aucune crépitation ; elle est franchement ondulante : elle ne contient donc aucune concrétion, n'est constituée que par du liquide, et ce liquide ne peut être que de la sérosité.

Avant la publication du travail de Morel-Lavallée, on parlait d'épanchements sanguins traumatiques dans lesquels le caillot s'était resorbé, laissant après lui la sérosité du sang colligée en foyer et formant tumeur. C'était là certainement une erreur, ou tout au moins une interprétation vicieuse des faits. Au lit des malades, on rencontre trop souvent des associations, des coexistences de lésions qui viennent obscurcir le diagnostic. Dans les cas qui nous occupent, il peut parfaitement arriver qu'un épanchement séreux se forme en même temps qu'un épanchement sanguin sous l'influence d'un même traumatisme, et que les caillots de ce dernier, noyés dans la masse de sérosité épanchée, se dissocient, se désagrègent et soient hâtivement repris par l'absorption. Dans l'espèce, la ponction de la tumeur donne issue à une grande quantité de sérosité rougeâtre plus ou moins foncée, mais à coup sûr beaucoup trop considérable pour la petite quantité de sang épanché colorant le liquide extrait, si elle n'était que le sérum de l'extravasat sanguin. Effectivement, cette quantité de sérosité obtenue par la ponction est tout à fait hors de proportion avec la quantité de sang extravasé, dont on peut juger par la coloration plus ou moins foncée du liquide. Toutes ces particularités d'ailleurs ont été très-bien mises en lumière par Morel-Lavallée, qui explique ainsi d'une façon très-simple tous ces cas, rapportés avec étonnement par les auteurs, d'épanchements sanguins ayant resté pour ainsi dire indéfiniment sans se coaguler.

Chez notre malade, malgré l'existence de l'ecchymose périphérique que vous voyez, je crois qu'il s'agit simplement d'une tumeur séreuse ; et pour cela dire, je me fonde sur l'absence de toute induration, de toute crépitation sur quelque point que ce soit de sa surface, qui de plus n'a jamais présenté de coloration anormale.

Quel peut être le mode de formation de ces épanchements séreux; quelle est leur pathogénie ? — Ce sont, et je vais

tâcher de vous le démontrer, des hygromas aigus ou sub-.
aigus développés dans des bourses séreuses à formation rapide, instantanée pour ainsi dire.— Je m'explique ;
prêtez-moi un peu d'attention, je vous prie.

Velpeau, dans ses recherches pleines d'intérêt sur les
cavités closes de l'organisme, a parfaitement démontré le
mode de développement de ces petites bourses de glisse-
ment situées sous la peau et connues sous le nom de
bourses séreuses ou muqueuses. Les aréoles du tissu
cellulaire sous-cutané, soumises à des compressions ou des
distensions répétées tantôt dans un sens, tantôt dans un
autre, se laissent peu à peu distendre, s'allongent. quelques trabécules de la substance conjonctive limitant ces
aréoles se déchirent, et à la place d'une petite vacuole se
trouve bientôt une cavité plus spacieuse, quelquefois incomplétement cloisonnée par les vestiges de minces la-
melles primordiales incomplétement rompues. En même
temps la substance conjonctive ambiante se tasse en membrane et se recouvre d'un épithélium faux comme l'appelle
Thiersch, ou endothélium de His, dérivant des cellules
plasmatiques circonvoisines.

Ainsi se développent tous les jours, on peut dire, ces
bourses séreuses professionnelles à siége insolite : au-de-
vant de la partie inférieure de la cuisse, chez les cordon-
niers, qui battent à coups de marteau, comme vous le
savez, la semelle des chaussures qu'ils confectionnent ;
chez les menuisiers, sur la région pré-sternale, où appuie
constamment le manche ou champignon de leur vile-
brequin, etc... Inutile d'insister davantage sur tous ces
détails, que vous connaissez aussi bien que moi. Mais ce

que je tiens à vous faire remarquer, c'est que, comme nous l'apprend M. Ranvier dans ses dernières recherches sur le tissu conjonctif, faites à l'aide d'injections de sérum sanguin dans sa trame celluleuse, ce tissu peut être considéré comme une vaste cavité que sillonnent des faisceaux plus ou moins délicats de cette même substance, faisceaux glissant les uns sur les autres à l'instar des feuillets d'une séreuse, de sorte qu'au-dessous de nos téguments existe virtuellement, si je puis ainsi dire, une énorme cavité séreuse qui ne demande, pour se constituer, que des conditions favorables, du genre de celles que je viens de vous signaler il n'y a qu'un moment.

D'ailleurs, chez les grenouilles, à la place du tissu cellulaire sous-cutané, on trouve de grandes cavités qu'on désigne sous le nom de sacs séreux ou lymphatiques, cloisonnés de nombreux tractus de substance conjonctive.

Et, si vous voulez bien considérer que chez les animaux supérieurs les lymphatiques prennent leur origine dans le tissu conjonctif, c'est là l'opinion généralement admise aujourd'hui, vous n'aurez pas de peine à assimiler le système cavitaire sous-cutané des batraciens au tissu cellulaire sous-cutané des vertébrés supérieurs. Au surplus, suivant les histologistes d'outre-Rhin, Recklinghausen entre autres, les grandes cavités séreuses de ces derniers, le péritoine lui-même, ne sont autre chose que de vastes lacunes lymphatiques sur la paroi desquelles s'ouvrent directement les vaisseaux lymphatiques dits sousséreux.

Toujours est-il que, même en l'absence de ces ouvertures ou stomates, comme on les appelle, la paroi des

séreuses est excessivement riche en vaisseaux lymphatiques, dont les plus superficiels sont tout à fait sous-épithé-
liaux. Ainsi, nous revenons aux idées de Mascagni, qui
considérait les séreuses comme presque exclusivement
composées de vaisseaux lymphatiques. *Multa renascen-
tur ;...* vous savez le reste.

Quoi qu'il en soit, le tissu connectif avec ses nombreux
lymphatiques reste l'organe aux dépens duquel se consti-
tuent les séreuses. qu'il représente toujours virtuellement,
et ces dernières, une fois formées, restent aussi riches, sur
leurs parois, en vaisseaux lymphatiques que le tissu dont
elles dérivent.

Après ces considérations d'anatomie générale, d'ailleurs
si intéressantes que je me suis un peu laissé aller à vous
les exposer, non avec tous les détails pourtant qu'elles
comporteraient, je reviens, Messieurs, à mon sujet, qui
se trouvera, je pense, un peu éclairé par elles.

Ce que les compressions, les mouvements de va et vient
exercés pendant un temps plus ou moins long sur la peau,
produisent dans le tissu cellulaire sous-cutané, une compression brusque, surtout si elle porte obliquement sur
la surface des téguments, peut également, je crois, le
produire. Et, pour moi, je ne vois aucune difficulté à
admettre qu'une contusion agissant obliquement, tangentiellement, à la surface de la peau, ne puisse, tout en laissant cette membrane intacte, déterminer, par le glisse-
ment qu'elle lui imprime sur les tissus sous-jacents,
surtout s'ils sont d'une densité un peu notable, la rupture
d'un certain nombre des tractus celluleux qui l'unissent

à ces tissus, et donner lieu ainsi à la formation d'une sorte de cavité sous-cutanée en tout comparable aux bourses séreuses ou muqueuses, qui n'en diffèrent que par leur développement lent et chronique, si je puis ainsi m'exprimer.

A vrai dire, dans tous ces cas, c'est le plus souvent un extravasat sanguin qui se fait dans les aréoles du tissu cellulaire sous-cutané, et même des tissus plus profondément situés, si l'action contondante est énergique.

Sans doute, le résultat habituel d'une puissance quelconque agissant sur les tissus vivants soutenus par un point d'appui, est la déchirure des trabécules de la substance conjonctive sous-jacente, des muscles, des vaisseaux et des nerfs de la région, avec épanchement de sang plus ou moins considérable suivant l'intensité de la cause vulnérante, d'où les contusions aux premier, deuxième et troisième degrés décrites dans les livres de chirurgie. Mais si l'action contondante s'exerce d'une certaine manière, obliquement, et si les conditions anatomiques de la région sont telles que la peau, par son extensibilité, sa mobilité, puisse éluder, en partie du moins, la violence extérieure, si elle peut fuir, pour ainsi dire, devant le corps vulnérant en se déplaçant, en s'allongeant dans la même direction que celle qu'il suit lui-même dans sa course, les effets peuvent être différents. Ils peuvent ne consister qu'en un décollement plus ou moins étendu de la peau au-dessus des parties sous-jacentes, avec rupture incomplète des liens celluleux qui l'unissaient à ces mêmes parties, c'est-à-dire qu'il peut alors se former une véritable poche, tout à fait comparable par son mode de formation aux bourses dites séreuses ou muqueuses, dont elle ne diffère que par la rapidité, l'instantanéité pour ainsi dire de son développement et l'absence du revêtement endothélial qui ne se constituera que plus tard.

L'absence d'hémorrhagie sous-cutanée dans ces cas ne doit pas trop vous étonner, Messieurs. Si vous réfléchissez au mécanisme suivant lequel s'effectuent ces décollements, mécanisme que je viens d'essayer de vous faire comprendre, vous verrez que les lésions vasculaires doivent se produire dans ces cas de la même manière que dans les plaies par arrachement. Les tuniques interne et moyenne des artérioles, qui sont très-friables, se rompent, et, en vertu de leur élasticité, reviennent sur elles-mêmes, en diminuant à la fois la longueur et le calibre de ces vaisseaux; leur tunique externe, au contraire, plus extensible, se laisse étirer, s'effile et ne se rompt qu'après avoir été réduite à un filament plus ou moins ténu, comme si elle eût été tordue. De là, l'absence d'hémorrhagie. Vous savez en effet, Messieurs, que cette absence d'écoulement sanguin est un des caractères principaux des plaies par arrachement.

Quant à l'exhalation de sérosité dans ces poches sous-cutanées de formation rapide et récente, elle trouve son explication plausible, je pense, dans l'action irritative exercée par le traumatisme lui-même, et aussi peut-être dans une sorte d'hémorrhagie séreuse, je veux dire dans la transsudation du sérum sanguin à travers les extrémités froissées des petits vaisseaux. C'est le même suintement séreux que fournissent toutes les plaies récentes qui ne saignent plus, et qui imbibe, le colorant à peine, le premier pansement, après une amputation. Peut-être encore ces épanchements séreux ne sont-ils pas sans relations avec la lésion que subissent les origines des lymphatiques dans le tissu connectif, et avec un trouble, consécutif à cette lésion, de la circulation de la lymphe? C'est là, Messieurs, une question que je pose sans la résoudre. — Au reste, ces collections séreuses ne sont complétement constituées qu'au bout de quelques jours après l'accident, ainsi que cela est arrivé chez notre malade.

Tout bien considéré, par conséquent, ces épanchements traumatiques de sérosité peuvent être regardés, j'avais raison de vous l'annoncer au début de cette argumentation, comme des espèces d'hygromas aigus nés dans des bourses séreuses à développement rapide, littéralement instantané.

Les causes productrices de ces épanchements, par leur mode d'action dans tous les cas qui me sont connus, confirment tout ce que je viens de vous dire sur leur pathogénie. C'est habituellement la pression oblique exercée sur la peau par le passage de la roue d'une voiture, qui détermine la formation de ces collections séreuses. Un corps lourd, en tombant obliquement, tangentiellement, à la surface des téguments, peut produire le même effet; de même une chute dans un escalier, sur la pente duquel roule, en frottant sur le bord libre des marches, la partie du corps sur laquelle a eu lieu la chute. Chez notre malade, les choses ne se sont pas passées autrement : il est tombé de cheval, et le dos, sur lequel s'est faite la chute, a frappé sans nul doute le sol plus ou moins obliquement.

Rappelez-vous en effet, Messieurs, que c'est à la suite
d'un mouvement brusque en avant de la monture piquée
de l'éperon, que l'accident est arrivé ; par conséquent,
au lieu de tomber perpendiculairement à terre, notre
cavalier, lancé dans l'espace par ce mouvement du
cheval, et mu dans une direction plus ou moins horizon-
tale avec une vitesse assez considérable, ne pouvait, en
arrivant sur le sol, que le frapper obliquement. Sans mé-
taphore, il venait de quitter la selle en s'échappant par la
tangente : il ne pouvait que frapper tangentiellement le sol.

Au reste, Messieurs, comme le fait remarquer avec
raison M. Tillaux à l'article *Lombes* du *Dictionnaire ency-
clopédique des sciences médicales*, cette région offre les
conditions anatomiques les plus favorables à la production
des épanchements dont je vous parle : peau résistante et
pouvant glisser à la faveur d'une couche lamelleuse de
tissu conjonctif sur l'aponévrose lombaire, la plus puis-
sante de tout le corps humain. Et à ce propos, le même
auteur rappelle un cas d'épanchement traumatique de sérosité de cette même région, qu'il a observé dans sa pratique hospitalière. Chez son malade, un bloc de pierre avait
froissé la région lombaire, dont la peau à peine excoriée
avait été décollée des parties sous-jacentes et soulevée
par un épanchement séreux facilement reconnaissable au
tremblotement caractéristique qu'il présentait.

Le pronostic de pareilles tumeurs est ordinairement
sans gravité, à moins qu'on n'ait eu l'imprudence d'en
ouvrir largement le foyer, auquel cas des phénomènes
de septicémie peuvent se manifester, surtout si la poche

est spacieuse. Suivant Morel-Lavallée, ces épanchements n'ont aucune tendance à se résorber spontanément, même avec l'aide des topiques variés, de mise en pareille circonstance. Remarquez pourtant que chez notre malade, par la seule application de compresses d'eau blanche, la tumeur a sensiblement diminué, et j'espère bien la voir disparaître totalement sans autre moyen d'intervention. Au demeurant, il ne faut jamais se presser d'agir avec la main armée, dans les cas de ce genre. Le résultat des opérations est toujours d'autant plus favorable que l'intervention est plus tardive, et cela parce que l'épanchement n'a plus alors de tendance à se reformer, et aussi parce que les parois du foyer, organisées en membrane d'enveloppe, n'ont plus la même susceptibilité pathologique.

Devons-nous, en conséquence de ce fait, rester dans une expectation trop longtemps continuée ? Telle n'est pas, Messieurs, ma manière de voir ; et voici ce que je compte faire si la tumeur de notre malade ne cède pas, d'ici à quelques jours, aux applications résolutives que j'ai prescrites.

J'essayerai d'abord d'un ou de deux vésicatoires volants, comme dans le traitement des hygromas aigus, après la période de la plus grande acuité de la maladie. Ma confiance en ce moyen est pourtant assez limitée. En cas d'insuccès, j'évacuerai la collection séreuse et je ferai bénéficier notre malade des avantages de la ponction aspiratrice faite avec l'appareil de Potain ou de Dieulafoy. L'introduction de l'air dans une poche aussi étendue, susceptible alors de suppurer, peut avoir les plus graves conséquences. Pareil accident est arrivé une fois à Morel-Lavallée, malgré toutes ses précautions pour éviter la pénétration du fluide atmosphérique, en agissant avec le trocart ordinaire par la méthode sous-cutanée.

A cette époque, on ne pouvait guère mieux faire, à moins de recourir à la seringue de M. J. Guérin. Aujourd'hui nous pouvons procéder le vide à la main, et c'est une précaution que nous ne devons pas négliger. L'évacuation du foyer terminée, je fermerai la piqûre faite avec le trocart aiguillé de l'aspirateur à l'aide d'un fragment de baudruche collodionnée, et je recouvrirai toute la surface de la tumeur de couches successives de collodion, dans le but d'exercer une compression capable d'empêcher la reproduction du liquide.

Effectivement, comme je l'ai dit ailleurs, d'après l'enseignement de M. le Professeur Dumas, dans ma Thèse inaugurale sur le *Céphalæmatome*, le collodion, par l'évaporation de ses principes volatils, forme une espèce de coque solide douée d'une propriété de rétraction très-marquée, qui tire de la circonférence au centre les tissus sur lesquels il est appliqué, les fronce, et devient ainsi un agent de compression douce, uniforme, régulière, et éminemment résolutive. Je pourrai d'ailleurs ici aider puissamment à l'action du collodion par l'application d'un bon bandage de corps. Mais ce bandage se déplace si facilement, quand il n'a ni sous-cuisses ni bretelles, que j'appliquerai volontiers la cuirasse collodionnée. Pour que la compression soit plus active, je me servirai de collodion pur, non riciné ni térébenthiné, et j'aurai soin de dépasser les limites de la circonférence de la tumeur.

Enfin, si, contre mon attente, cette ponction suivie de la

compression restait inefficace, je la répéterais en la combinant avec l'injection iodée, qui a réussi sur un malade observé par Morel-Lavallée, et chez lequel quatre ponctions successives faites dans l'intervalle de cinq mois n'avaient donné aucun résultat, malgré l'usage méthodique de la compression consécutive à l'opération.

La solution aqueuse d'iode métalloïdique à la faveur d'une certaine quantité d'iodure de potassium, suivant la formule de M. le Professeur Béchamp, et dont se sert habituellement M. le Professeur Courty pour la cure des hydrocèles, est le liquide auquel nous aurions recours. Il est moins irritant que la teinture alcoolique d'iode même diluée, qu'on emploie ordinairement, et ses effets ne sont pas moins certains.

Quant à l'ouverture d'une pareille tumeur par une large incision faite au bistouri, il faut la réserver, Messieurs, pour les cas d'absolue nécessité, lorsque, en dépit des soins les mieux entendus, l'inflammation s'est emparée de la poche et donne lieu à une suppuration abondante. Même dans ce cas, avant d'ouvrir largement le foyer, je tenterais l'application d'un gros drain disposé de façon à donner un libre et facile écoulement au pus, en même temps que par des lavages répétés à l'eau phéniquée à 1/1000 et aiguisée d'alcool, ou additionnée de coaltar saponiné, je tâcherais d'empêcher le croupissement du pus, sa décomposition putride et la production de la fièvre septicémique.

Le malade de Morel-Lavallée auquel je faisais allusion tout à l'heure quand je vous parlais de l'introduction possible de l'air dans la tumeur pendant une ponction faite avec le trocart ordinaire et des dangers du contact de ce fluide avec les parois de la poche, dut subir l'incision du foyer, que fit le professeur Gerdy, et, malgré l'emploi du fer rouge pour modifier l'inflammation de mauvaise nature qui avait envahi la cavité de l'épanchement, il ne put échapper à la mort déterminée par l'épuisement consécutif à cette inflammation.

Vous voyez, Messieurs, par les détails dans lesquels je suis entré à l'occasion de notre malade, qu'un cas fort simple peut encore donner lieu à des considérations d'un intérêt réel et d'une utilité pratique incontestable.

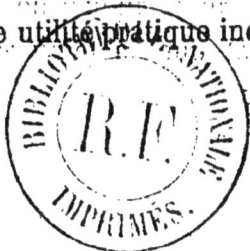

346

POUR PARAITRE PROCHAINEMENT.

Leçons de clinique chirurgicale du Dr GRYNFELTT. Recueillies et publiées par MM. Ossian-G. EDWARDS et Jules GERMAIN.

Manuel de diagnostic médical, traduit de l'anglais, par MM. Ossian-G. EDWARDS, Edgard LACROIX et Jules GERMAIN.

Manuel de physiologie générale spéciale et pratique, traduit de l'anglais, par MM. Ossian-G. EDWARDS, Jules GERMAIN et Edgard LACROIX.

www.ingramcontent.com/pod-product-compliance
Lightning Source LLC
Chambersburg PA
CBHW070230200326
41520CB00018B/5793